AF298233

ÉTUDE

SUR LES PROCÉDÉS OPÉRATOIRES

APPLICABLES

A

L'AMPUTATION TIBIO-TARSIENNE

PAR

LE DR V. FLAMAIN

Interne des Hôpitaux de Paris. — Lauréat de la Société de Chirurgie.

CHALONS-SUR-MARNE

J.-L. LE ROY, IMPRIMEUR-LIBRAIRE

1871

J'avais eu l'intention, de mettre à profit pour ma thèse les observations que j'ai recueillies pendant mon internat à l'hôpital des Enfants-Malades. Les derniers événements ne m'ayant point permis de mettre mon projet à exécution, je me vois obligé de reprendre un sujet que j'ai déjà traité antérieurement.

L'étude actuelle n'est, en effet, qu'un fragment d'un mémoire beaucoup plus étendu présenté par moi en 1869 à la Société de chirurgie. J'avais alors à rechercher la valeur relative des amputations sus-malléolaire, tibio-tarsienne et sous-astragalienne. Aujourd'hui je me bornerai à l'examen comparatif des procédés employés pour l'amputation tibio-tarsienne. Les opinions sont loin d'être fixées sur cette matière et je serais satisfait de contribuer pour ma part à élucider cette question.

PRINCIPAUX AUTEURS CONSULTÉS (1)

BAUDENS..... Gazette des hôpitaux, 1840 et 1841.

SYME. ...... Journal de chirurgie, 1844.

MOREL. ..... Thèse de Paris, 1847.

ROUX........ Mémoire. Gazette des hôpitaux, 1848.

DIDIOT...... Thèse de Paris, 1848.

ARLAUD. .... Thèse de Montpellier, 1848.

SÉDILLOT. ... Mémoire. Gazette de Strasbourg, 1848.

VERNEUIL.... Mémoires de la Société de chirurgie, T. IV.

BARTHÉLEMY. Thèse de Montpellier, 1857.

REISS. ...... Thèse de Strasbourg, 1863.

ROBERT. .... Thèse pour le professorat, 1850.

LEGOUEST ... Archives de médecine militaire, T. XVII.

MICHAUX..... Bulletin de l'Acad. de médec. de Belgique, 1860.

BOEKEL...... Thèse d'agrégation de Strasbourg, 1857.

GROSS. ...... Thèse d'agrégation de Strasbourg, 1869.

WEBER. ..... Arch. de clinique chirurg. de Langenbeck, 1863.

HANCOCK .... Lancette anglaise, 1866 et 1867,

MACLEOT. ... British medical, 1869.

SÉDILLOT. ... Gazette hebdomadaire, 1855.

KESTNER. ... Thèse de Strasbourg, 1857.

(1) J'ai été aidé dans la lecture des auteurs allemands et anglais par mes bons amis Hallopeau et Just Lucas-Championnière. Je les en remercie sincèrement.

ÉTUDE SUR LES PROCÉDÉS OPÉRATOIRES

APPLICABLES

A

L'AMPUTATION TIBIO - TARSIENNE

Les procédés opératoires applicables à l'amputation du pied diffèrent entre eux soit dans la section du squelette ostéo-fibreux de l'articulation tibio-tarsienne, soit dans la section des parties molles destinées à former les lambeaux.

En ce qui concerne la section du squelette, l'amputation s'exécute de trois manières :

1re. — Elle se fait dans l'articulation tibio-tarsienne elle-même. C'est la désarticulation tibio-tarsienne proprement dite.

2e. — Le plus souvent on enlève les malléoles. C'est l'amputation tibio-tarsienne avec résection des malléoles.

3e. — Quelquefois la surface articulaire tibio-péronière est complétement réséquée. C'est alors l'amputation intramalléolaire.

Les procédés relatifs à la section des parties molles se rattachent à trois grandes méthodes :

1re Méthode plaçant la cicatrice au centre du moignon.

2e Méthode plaçant la cicatrice à la périphérie du moignon.

3e Méthode à lambeau ostéo-plastique ou amputation de Pirogoff, du nom du chirurgien qui, le premier, eut l'idée de conserver une partie du calcaneum dans le grand lambeau plantair talonnier de Syme.

I.

DÉSARTICULATION TIBIO-TARSIENNE PROPREMENT DITE.

Cette opération a été faite assez rarement. Les inconvénients l'ont depuis longtemps fait abandonner par les chirurgiens. Blandin, pensant que la marche, même dans la désarticulation tibio-tarsienne, ne devait pas se faire directement sur l'extrémité du membre, ne craignait pas de conserver les malléoles et de placer la cicatrice au centre du moignon. Au point de vue du résultat définitif, la désarticulation du pied avait donc la même valeur que l'amputation de la partie moyenne de la jambe. Les raisons qui le déterminaient à donner la préférence à la première étaient tout à fait théoriques. Il conservait, disait-il, les cartilages, afin d'éviter la phlébite osseuse et l'infection purulente. Plus tard, voulant atteindre le même but, les partisans de l'amputation intra-malléolaire adoptèrent une manière d'agir tout opposée. Ils supprimèrent les cartilages. Du reste, le cas de Blandin (obs. 4) n'est pas fait pour encourager les chirurgiens, puisqu'au bout de cinq mois, il y avait encore des fistules du moignon et que le malade ne pouvait pas marcher.

L'observation 5 et l'observation 7, dues l'une à Syme, l'autre à M. Verneuil, se rapportent à des enfants chez qui les malléoles sont encore peu développées. Dans le premier cas, la réunion s'est faite par première intention, mais il n'est pas donné de renseignements sur la marche ultérieure, l'enfant étant à peine âgé de six mois. La petite fille opérée par M. Verneuil a conservé des fistules pendant huit mois et n'a pu marcher que plus tard sur le moignon. Quatre ans après l'opération, on sentait encore les malléoles qui, à la vérité, ne gênaient nullement les fonctions du membre. Comme on le voit, ces deux cas, les plus rationnels de notre série, n'ont pas donné des résultats assez brillants pour qu'on puisse ériger en principe, même chez les enfants, la désarticulation sans résection des malléoles.

Quant aux observations 6 et 8, elles sont tout à fait la condamnation de ce procédé chez l'adulte.

L'observation 6, due à M. J. Roux, est surtout intéressante à cause de l'autopsie si scrupuleusement faite. Le moignon semblait parfait à tous les points de vue, et cependant M. Verneuil a fait voir un inconvénient sérieux dû au procédé mis en usage. Au niveau des malléoles conservées existaient des bourses séreuses chroniquement enflammées, ayant réagi à leur tour sur l'os qui s'était couvert de végétations.

L'observation 8, que nous avons recueillie nous-même, a été une nouvelle preuve de ce que M. Verneuil avait avancé dans son mémoire de 1855. Le malade avait pu marcher pendant deux ans assez facilement, puis des abcès s'étaient formés au niveau des malléoles. Après un an de repos, le malade conservait encore des trajets fistuleux qui n'arrivaient pas jusqu'à l'os, mais qui probablement avaient leur origine dans les parties molles voisines, enflammées par une contusion lente, mais répétée.

Blandin disait que les malléoles perdaient progressivement de leur volume, et même disparaissaient à peu près totalement. Dans nos trois dernières observations, nous avons vu au contraire ces apophyses persister à peu près intactes après trois et quatre ans. Dans la dernière observation (obs. 9) la conservation des malléoles n'a pas paru jouer un grand rôle; pourtant il faut noter que la malléole externe était hypertrophiée, comme boursoufflée, tandis que l'interne avait en partie disparu. Si le malade avait pu guérir, la marche aurait été certainement compromise par la pression continue des téguments sur la saillie anormale de la malléole externe.

Rappelons enfin pour terminer que le premier opéré de Textor (1817), dont les malléoles avaient été conservées, n'a pu marcher que sur les genoux.

En résumé, la désarticulation tibio-tarsienne sans résection des malléoles, n'a donné que des résultats médiocres chez les adultes et même chez les enfants. Elle doit donc être abandonnée d'une manière générale.

II.

AMPUTATION TIBIO-TARSIENNE AVEC RÉSECTION
DES MALLÉOLES.

L'idée de faire marcher les amputés directement sur le moignon a conduit les chirurgiens à rendre le bout inférieur du squelette de la jambe aussi égal que possible. C'est pour cette seule raison qu'ils ont enlevé les malléoles.

Cette pratique est rationnelle ; il ne s'agit plus que de savoir si elle est justifiée par la clinique. Or, dans la plupart des amputations tibio-tarsiennes que nous rapportons, la résection des malléoles a été faite, et, s'il y a eu quelques insuccès, la cause en est certainement ailleurs que dans la résection des malléoles.

On a fait cependant quelques objections :

1re. — On a dit qu'en réséquant les malléoles, on faisait courir au malade les dangers de l'amputation dans la continuité (phlébite osseuse) sans lui en procurer les avantages (cicatrisation plus rapide). C'est là une vue entièrement théorique, nous ne nous y arrêterons pas; il nous suffit, du reste, d'avoir montré les vices de la désarticulation simple, pour prouver en même temps les avantages de la résection des malléoles.

2e. — Il y a une objection plus sérieuse.

Les cartilages conservés, a-t-on dit, jouent le rôle de corps étrangers ; ils retardent la cicatrisation et entretiennent des fistules.

M. Legouest et la plupart des chirurgiens anglais soutiennent cette opinion : elle est donc assez sérieuse pour que nous en recherchions attentivement la valeur.

D'abord nous ne croyons pas que les cartilages soient des corps étrangers dont l'expulsion soit nécessaire pour la guérison de la plaie. La cicatrisation se fait facilement malgré la présence des cartilages, et lorsqu'ils disparaissent, ce n'est pas brusquement et tout d'une pièce à la façon des séquestres, mais lentement et par absorption progressive.

M. Verneuil a fait mention des cartilages dans la dissection de trois moignons.

Dans l'observation 48 (Roux), le cartilage avait disparu 7 mois après .l'amputation, et si la cicatrisation ne s'était pas faite, le cartilage n'en n'était nullement la cause, mais bien l'ostéite du tibia. Dans l'observation 54 (Richet), une partie de la surface articulaire persistait encore après 8 mois ; la cicatrisation s'était faite d'abord, puis l'ostéite, comme dans le cas précédent, avait produit les fistules qui ont nécessité la réamputation.

Les mêmes réflexions s'appliquent à l'observation 9 (Gosselin), où le cartilage persistait encore en un point, 10 mois après l'opération. Dans aucun de ces cas, il ne vient à l'idée de M. Verneuil de mettre ces fistules sur le compte des surfaces articulaires. Il est bien plus naturel, en effet, de les rapporter à l'ostéite concomitante.

Il y a pourtant une observation qui paraît favorable à l'idée des chirurgiens anglais, c'est celle du Dr Butcher (Obs. 10). Le Dr Butcher voit, dans l'ulcération du.cartilage tibial, la cause de la réamputation. Mais il note en même temps une hypertrophie du nerf tibial postérieur, et il ne donne aucun renseignement sur l'état des os. Il est probable que l'altération du cartilage, ici comme toujours, était consécutive à une altération osseuse.

Quant à croire que la conservation du cartilage retarde la cicatrisation, c'est une opinion qui n'est nullement fondée. Dans nos observations d'amputation avec résection des malléoles seules, la guérison a pu se faire en un mois, trois semaines et même quinze jours, aussi bien qu'après les amputations sus-malléolaires.

En résumé, la conservation des surfaces articulaires n'a pas les inconvénients que Syme et ses partisans lui ont reprochés. Lorsque le cartilage persiste, la guérison n'en est ni empêchée, ni même retardée. Il ne devient corps étranger qu'autant que l'os dont il tire sa nutrition est enflammé ; alors il est expulsé avec la suppuration. Dans les cas ordinaires, il disparaît par une absorption lente, à la façon des tissus de l'économie qui cessent de remplir leur rôle accoutumé.

D'après cela, l'amputation tibio-tarsienne, avec résection des malléoles seules, est une opération parfaitement rationnelle sous tous les rapports.

III.

AMPUTATION INTRAMALLÉOLAIRE.

Syme, voulant faire une désarticulation tibio-tarsienne et trouvant la surface articulaire malade du côté de la jambe, enleva non-seulement les malléoles, mais encore un disque du tibia, de sorte qu'il ne restait plus rien des surfaces cartilagineuses dans le moignon. Telle est l'origine de l'amputation intramalléolaire.

Plus tard, le même auteur (nouveaux principes de chirurgie), la recommanda, à l'exclusion de l'amputation avec simple résection des malléoles.

La plupart des chirurgiens anglais adoptèrent cette idée, et en France, M. Legouest et M. A. Guérin se sont montrés les partisans de cette manière de faire. La hauteur à laquelle s'est faite la section du tibia a varié depuis un demi-centimètre jusqu'à un centimètre et demi. A ce niveau, la masse malléolaire est large et exclusivement formée de tissu spongieux.

Les raisons théoriques qui ont accrédité l'amputation intramalléolaire sont : l'égalité de la surface de section du tibia et la suppression des cartilages articulaires. Mais nous avons admis précédemment que la présence des cartilages dans la plaie n'avait pas les inconvénients qu'on lui reproche. En outre, le plan osseux n'est pas moins égal quand on s'est borné à couper les malléoles à leur base, de sorte que pour nous l'amputation malléolaire ne présente aucun avantage sur l'autre. Elle a même certains inconvénients. Ainsi le squelette étant diminué de longueur, la peau fine de la partie postérieure du talon supporte en partie le poids du corps.

En outre, il nous paraît superflu, lorsqu'il n'y a pas utilité à le faire, de retrancher un centimètre ou un centimètre et demi du squelette de la jambe. A ce point de vue, l'amputation intramalléolaire ne doit donc pas être admise comme méthode habituelle d'amputation tibio-tarsienne.

Est-ce à dire qu'on n'ait jamais l'occasion de la pratiquer ? Non, mais alors l'indication est tirée de la lésion des parties à retrancher. Ainsi la fracture des malléoles à leur base, dans le cas d'une amputation traumatique, force à scier l'os un peu plus haut afin d'avoir une surface de section plus égale (obs. 20). La même section est nécessaire lorsque l'articulation tibio-tarsienne est ankylosée (obs. 22).

Dans le cas de M. Legouest (obs. 27), la jointure était pleine de pus, mais l'inflammation n'était pas ancienne et il était tout à fait raisonnable d'enlever la surface cartilagineuse altérée.

L'indication n'est pas aussi précise lorsqu'il s'agit d'arthrite chronique et de tumeur blanche ancienne. La masse malléolaire est formée uniquement de tissus spongieux et comme telle se rapproche des os courts du tarse qui se laissent si facilement envahir par la carie et l'ostéite chronique. Le chirurgien, lorsqu'il ampute au milieu de ces parties déjà malades, ne doit être en aucune façon rassuré sur l'avenir de son opéré. Cependant l'expérience a déjà été faite un certain nombre de fois ; mais, malgré les succès obtenus, il ne nous paraît pas prudent de courir des chances si apparentes de récidive. Ainsi, M. Guérin (obs. 42), a constaté pendant l'opération le ramollissement de l'épiphyse du tibia. Cependant le moignon était resté intact plus d'un an après l'amputation. Le jeune médecin à qui Syme pratiqua l'amputation intramalléolaire (obs. 21), avait une tumeur blanche tibio-tarsienne, et au bout de trois ans aucune récidive n'était encore survenue. Vaurdey, l'opéré de Michaux (obs. 44), a vécu huit ans à la suite d'une amputation intramalléolaire, nécessitée par une tumeur blanche tibio-tarsienne avec carie des malléoles et des extrémités du tibia et du péroné. L'opéré de Weber a également très-bien guéri (obs. 28).

De l'exposé de ces faits il faut conclure que l'amputation intramalléolaire, dans les lésions limitées aux pieds, n'est pas préférable à la désarticulation avec résection des malléoles ; que dans des cas très-restreints, elle est parfaitement indiquée ; enfin, que dans les tumeurs blanches tibio-tarsiennes, sans être contre-indiquée, elle ne doit être employée qu'avec prudence.

IV.

PROCÉDÉS OPÉRATOIRES DONNANT LA CICATRICE AU CENTRE DU MOIGNON.

On peut les ranger sous deux méthodes principales : la méthode circulaire et la méthode à lambeaux.

A. *Méthode circulaire.* — 1er Sabatier et Brasdor ont décrit la méthode circulaire, mais ne l'ont jamais appliquée sur le vivant. « On couperait les téguments autour et au-dessus de la jointure, et, après les avoir fait relever, on inciserait les ligaments latéraux du pied, en faisant glisser le tranchant de bas en haut entre les malléoles et l'astragale.

« Il serait ensuite facile de désarticuler le pied et d'achever le retranchement de cette partie par la section du tendon et des portions de ligaments qui n'auraient pu être entamés. » (Sabatier.)

2e Brasdor (*Mémoires de l'Acad. de chir.*, t. V), décrit la méthode circulaire à peu près dans les mêmes termes. Il ajoute de fo.t bons conseils pour la désarticulation du pied, recommande de ne point ouvrir l'articulation de l'astragale avec le cuboïde, parce qu'alors « l'astragale détaché du cuboïde serait plus difficile à ôter de la cavité articulaire. »

B. *Méthode à lambeaux.* — 1er Velpeau (1839), décrit un procédé à deux lambeaux, taillés en demi-lune, l'un sur le cou-de-pied et l'autre au-dessus du talon. Le milieu des incisions passe à douze ou quinze lignes au-dessous de l'articulation, et les extrémités se réunissent au niveau des malléoles. On désarticule et on réunit la plaie d'avant en arrière. Ce procédé n'a pas reçu d'application.

2e Rossi dit avoir exécuté avec un heureux succès l'extirpation du pied en coupant les parties molles avec deux ligatures placées une de chaque côté ; pour cela il faisait entrer deux fils dans le centre de l'articulation de la partie antérieure à la partie postérieure.

3e Blandin a employé également la méthode à lambeaux latéraux. (Obs. 4.)

Mais tous ces procédés sont vicieux et doivent être abandonnés devant les procédés actuels.

V.

PROCÉDÉS OPÉRATOIRES DONNANT LA CICATRICE A LA PÉRIPHÉRIE DU MOIGNON.

Ces procédés diffèrent entre eux selon la forme, la longueur du lambeau et selon la région à laquelle il est.emprunté.

On peut cependant les rapporter à cinq méthodes :

1° Méthode à lambeau dorsal.
2° Méthode à lambeau latéral interne.
3° Méthode à lambeau latéral externe.
4° Méthode à lambeau plantaire.
5° Méthode à lambeau mixte.

A. *Méthode à lambeau dorsal.*

Elle comprend deux procédés, celui de Baudens et celui de Soupart.

1er *Procédé de Baudens.* — Ce procédé s'exécute de la manière suivante :

1er Temps. — Le tranchant d'un petit couteau à amputation est appliqué avec force sur le talon, au-dessous de l'insertion du tendon d'Achille. L'incision, commencée à partir de ce point, est ramenée d'arrière en avant en suivant la ligne de démarcation des faces plantaire et dorsale, jusqu'à quelques millimètres de la membrane interdigitale des orteils, de manière à découper une vaste guêtre.

Sur le bord interne, l'incision devra tomber un peu moins bas qu'en dehors, pour éviter de comprendre dans le lambeau un petit trousseau de fibres appartenant à la face plantaire, lequel pourrait se mortifier. Le sommet de ce vaste lambeau sera arrondi.

2e Temps. — On dissèque le lambeau en rasant les os le plus près possible, de sorte qu'il contient la peau, les tendons, le muscle pédieux, les tissus aponévrotiques et surtout l'artère pédieuse dans presque toute son étendue.

Ce lambeau a sa base immédiatement au-dessus des malléoles.

On le dissèque et on coupe le ligament antérieur de l'articulation.

3e *Temps.* — Un trait de scie est porté en travers dans le sillon articulaire lui-même pour abattre les malléoles et mettre sur un plan uniforme les os qui plus tard supporteront le poids du corps.

4e *Temps.* — On reprend le couteau pour couper les parties que la scie a respectées. On coupe l'artère tibiale postérieure et les tendons. Le tendon d'Achille est détaché immédiatement à son insection.

2e *Procédé de M. Soupart.* — Il diffère de celui de Baudens en ce que l'incision antérieure s'arrête au milieu de la longueur de la face dorsale du métatarse. De plus, M. Soupart divise les tendons au niveau de l'articulation médio-tarsienne, tandis que Baudens les conserve tout entiers.

Enfin, M. Soupart conseillait de ne pas réséquer les malléoles.

Par ces procédés on obtient un lambeau très-ample, mais dont la vitalité n'est pas toujours assurée. La cicatrice est en dehors du plan de sustentation, il est vrai, mais la pression s'exerce sur la peau fine de la région dorsale du pied. Et, comme le dit M. Arlaud, on fait parler à la nature un langage qui n'est pas le sien. Plus tard, on a un moignon large, maigre, irrrégulier, où les enfoncements et saillies sont souvent des causes d'excoriation. Son diamètre transversal très-grand est une difficulté pour l'application d'un appareil prothétique.

Nous avons résumé quatre observations d'amputation à lambeau dorsal. Trois viennent de Baudens ; la quatrième appartient à M. Valette, de Lyon.

Les trois amputations de Baudens ont donné d'abord un résultat immédiat très-satisfaisant. La cicatrisation s'est faite rapidement, de un mois à six semaines, sans gangrène du lambeau, sans accident grave. La cicatrice, placée à la partie postérieure du moignon, était régulièrement formée et tout à fait bien disposée pour la marche et la station. Et, en effet, la marche a pu s'exécuter assez facilement pendant un certain temps à l'aide d'une bottine mécanique. Ainsi, Battas a marché près de deux ans ; Leblanc marchait également bien en 1841 lorsqu'on l'a revu deux ans après son amputation. Dans ces cas, la peau de la face dorsale du pied, devenue plus épaisse, calleuse même, s'était appropriée à ses nouvelles fonctions. Mais la suite n'a pas donné tous les résultats qu'on aurait pu attendre de l'opération. Ainsi, Battas a vu des abcès se former, puis M. Hutin a été obligé de pratiquer l'amputation au lieu d'élection. Laborie, un autre opéré de Baudens (obs. 12), dont parle Robert dans sa thèse, n'a pu marcher qu'avec l'appareil de Mill.

Du reste, Baudens lui-même a reconnu plus tard les inconvénients de son procédé.

M. Valette a été plus heureux. Dix ans après l'amputation, Bernier marchait encore très-facilement. Cependant il était prédisposé par sa constitution à la récidive de la carie. Quoi qu'il en soit, ce procédé est aujourd'hui à peu près abandonné. On ne serait autorisé à en faire usage que dans le cas où le lambeau plantaire ne serait pas possible.

B. *Méthode à lambeau latéral interne.*

Cette méthode comprend aussi deux procédés :

1er *Procédé de M. Sédillot.* — 1er Temps. — Le chirurgien fait deux incisions ; l'une comprenant la demi-circonférence antérieure du cou-de-pied à trois travers de doigt en avant de l'articulation tibio-tarsienne. L'autre incision, partant du bord externe de la première, est conduite transversalement sur la malléole péronière jusqu'au tendon d'Achille qui est coupé.

Dans un second temps, le pied est désarticulé. Dans un troisième le chirurgien taille un lambeau quadrilatère interne et sous-plantaire avec la peau qui recouvre la face interne et inférieure du calcanéum. Puis les malléoles sont réséquées.

2e *Procédé de M. Soupart.* — Sur le côté interne du pied on fait une incision semi-lunaire à concavité supérieure, qui part du bord externe du tendon de l'extenseur propre du gros orteil, à cinq ou six mill. en avant de l'articulation tibio-tarsienne, se dirige vers l'apophyse interne du scaphoïde, et gagne verticalement la face plantaire qu'elle coupe d'avant en arrière vers

2

l'union de son tiers interne, avec les deux tiers externes, pour aboutir à l'insertion du tendon d'Achille. Les deux extrémités de cette incision semi-lunaire sont réunies par une deuxième incision pratiquée sur le côté externe et qui passe à quelques millimètres au-dessous de la malléole péronière. Ces incisions terminées, on dissèque le lambeau en ayant soin d'incliner le tranchant du bistouri vers les os et de l'appuyer en arrière sur le calcanéum. Les tendons sont tous coupés et la désarticulation est facile. Si les malléoles sont malades, on les abat, sinon on les conserve. M. A. Guérin, dans son livre, recommande ce dernier procédé, seulement il taille le lambeau de dedans en dehors, et il résèque toujours les malléoles. Par cette méthode, on obtient un lambeau dont la vitalité est assurée par l'artère tibiale postérieure. Le sang et le pus trouvent une issue facile par l'angle postérieur de la plaie. La cicatrice est placée à la partie externe du moignon, au-dessus de la surface de pression. Enfin, les téguments qui doivent servir à former cette surface sont empruntés, partie à la peau fine de la face interne du pied, partie à la peau dure du talon. Par conséquent, au point de vue théorique, cette méthode réunit à peu près les conditions nécessaires pour une bonne amputation.

Les quatre observations que nous avons données ne peuvent malheureusement pas élucider la question au point de vue pratique. Dans tous ces cas, il est survenu des complications qui ne permettent pas de juger la valeur du procédé opératoire. Ainsi le malade de M. Sédillot (obs. 14) avait un moignon bien conformé, dont la cicatrice se trouvait à deux travers de doigt au-dessus du plan de sustentation. Mais il ne put marcher que deux mois à cause de la récidive de son cancer. Chez l'opéré de Michaux (obs. 15), il y a eu une gangrène de l'extrémité du lambeau et un phlegmon diffus de la jambe, de sorte que la cicatrice s'excoriait facilement. Pourtant Michaux regrettait d'avoir employé le procédé de M. Soupart. Le malade de l'observation 53 n'a pu marcher à cause de la carie du tibia et de la compression du nerf tibial postérieur. Le seul exemple favorable à la méthode est celui de M. Valette, de Lyon. Son jeune malade avait un beau moignon dont il tirait très-bon parti.

Si donc nous avions à nous prononcer sur la valeur de la

méthode à lambeau latéral interne, nous dirions qu'au point de vue théorique, elle est très-rationnelle, mais que les faits manquent encore pour pouvoir juger définitivement.

Le procédé Sédillot, qui conserve plus de peau à la région plantaire, nous paraît préférable au procédé Soupart.

C. *Méthode à lambeau latéral externe.*

M. Soupart décrit le procédé suivant :

Une incision semi-lunaire embrasse environ le tiers externe de la partie antérieure de l'articulation tibio-tarsienne ; elle coupe ensuite le bord externe du pied un peu en arrière de l'extrémité postérieure du cinquième métatarsien et passe sous la face inférieure, puis sur la face postérieure du talon à la réunion des 2/3 internes avec le 1/3 externe. L'incision opposée passe à quatre millimètres au-dessus de la malléole interne et réunit les extrémités de la première. Le lambeau qui en résulte a une base large, et, d'après M. Soupart, il est bien fourni de tissu cellulaire graisseux. La cicatrice se forme à la partie interne du moignon. Nous n'avons pas d'observation où ce procédé ait été employé, mais il nous paraît défectueux parce qu'il ne contient dans son épaisseur aucun vaisseau important qui puisse le nourrir suffisamment.

D. *Méthode à lambeau plantaire et talonnier.*

Il n'y a qu'un seul procédé, c'est celui de Syme.

Dans un premier temps on fait sur le dos du pied une incision courbe à convexité antérieure, arrivant par sa partie moyenne jusqu'au milieu de l'espace compris entre la malléole externe et la tête du cinquième métatarsien, et reculant par ses extrémités jusque vers le sommet des malléoles. Une seconde incision également convexe en avant et ayant les mêmes limites antérieures passe sous la plante du pied et réunit les extrémités de l'incision dorsale.

Le deuxième temps comprend la dissection du petit lambeau

dorsal et celle du grand lambeau plantaire. Cette dernière manœuvre présente deux difficultés : il faut éviter de perforer la peau qui recouvre le calcanéum et il faut prendre garde de blesser l'artère tibiale postérieure.

Le troisième temps comprend la désarticulation du pied, puis la section des malléoles.

Quelques modifications ont été proposées. Ainsi on a conseillé de désarticuler avant de disséquer le lambeau plantaire. (A. Guérin.)

Syme, dans *Principes de Chirurgie*, a conseillé non-seulement de réséquer les malléoles, mais d'enlever la surface articulaire du tibia.

Le professeur Pirrie d'Aberdeen a proposé à son tour de supprimer le temps de la désarticulation et de scier après la formation du lambeau à quelques lignes au-dessus de la surface articulaire.

La difficulté de la dissection du lambeau a conduit Quain à modifier le procédé de Syme de la façon suivante. *(Médical Times* 1856.)

Aux deux incisions primitives, dorsale et plantaire, il en ajoute une troisième qui, partant de l'angle externe, formé par la réunion des deux premières, aboutit à la tubérosité postérieure du calcanéum.

Nous avons déjà rejeté la résection de la surface articulaire dans les cas où l'extrémité osseuse n'est pas malade. Nous sommes heureux d'être soutenu dans cette opinion par Macleod dont l'expérience est grande sur le sujet qui nous occupe. Quant au procédé de Pirrie, nous ne le croyons pas utile et il peut être dangereux parce qu'il expose plus facilement à la blessure de l'artère tibiale postérieure. La modification de Quain, adoptée par quelques chirurgiens anglais, nous paraît malheureuse ; mieux vaut mille fois supprimer la partie externe de la peau du talon, comme dans le procédé de Roux. Du reste, Legros Clarke *(Médical Times* 1861), qui a adopté cette incision externe, dit que le petit lambeau triangulaire qui en résulte est voué presque certainement à la gangrène. (V. obs. 32 et 33.)

Revenons au procédé primitif de Syme. Ce procédé donne un

résultat qui paraît tout d'abord détestable. Le lambeau s'applique mal sur les extrémités osseuses, il présente une excavation profonde dans laquelle doivent s'accumuler les liquides épanchés. Enfin, le pédicule est tellement mince qu'on voit le jour à travers par transparence.

C'est pourtant ce procédé qui, dans les mains de Syme, a donné les premiers succès ; c'est lui qui a été le point de départ des nombreuses modifications apportées à l'amputation tibio-tarsienne.

Nous avons vingt et un exemples d'amputations à lambeau talonnier.

Il faut faire une première catégorie des observations 5, 18, 31, 21, 28 et 49, où le résultat a été aussi satisfaisant que possible. Dans les quatre premières, la cicatrisation s'est faite par première intention. Dans les autres, la cicatrisation, bien que plus lente, s'est cependant faite régulièrement.

Mais ce sont les seuls succès complets que nous fournisse l'amputation de Syme. Dans les quatorze autres cas, il est survenu des complications qu'on peut jusqu'à un certain point reprocher au procédé. Deux de ces complications sont la gangrène du lambeau et la rétention du pus dans le moignon. — Sans doute la gangrène du lambeau ne s'est pas montrée qu'après le procédé de Syme, mais lorsqu'on en voit onze exemples (1, 3, 17, 22, 23, 25, 26, 29, 30, 32 et 33) sur un aussi petit nombre d'observations, il faut bien croire que le procédé entre pour sa part dans les causes de cet accident.

Quant à la cause immédiate, elle avait été signalée par Syme lui-même, puisque dans son mémoire il attribue la gangrène qui survient chez Elisabeth Wilson (obs. 22) à la section de l'artère tibiale postérieure. — M. Jules Roux a étudié avec soin la circulation du lambeau plantaire. Il a vu que la partie postérieure du talon reçoit le sang de petites artères qui viennent de la calcanéenne externe, des malléolaires et de la tibiale postérieure avant sa bifurcation. La nutrition y est donc assurée. Il n'en est plus de même de la partie antérieure du lambeau qui reçoit le sang exclusivement par les artères plantaires externe et interne. Si la tibiale postérieure est coupée avant sa bifurcation, la circulation directe ne se fait plus dans la partie antérieure du lambeau et souvent la circulation collatérale est impuissante à y conserver la vie. Il faut aussi tenir compte de la longueur du lambeau, de sa minceur et des autres causes vulgaires qui peuvent y amener la mortification ; ainsi la désorganisation des parties molles par la contusion, une réunion trop serrée des lèvres de la plaie. Hancock pense que la gangrène dépend de la manière de disséquer le lambeau. Il recommande bien expressément de faire la dissection dans le sens longitudinal, parce que, dit-il, on évite ainsi de couper les petits vaisseaux et nerfs qui aiment les chairs conservées. C'est là une fort jolie théorie ; quant aux preuves de son allégation, l'auteur n'en apporte aucune.

Lorsque la gangrène est peu étendue comme chez J. Wood (obs. 17), et Melet (obs. 26), la cicatrice peut encore se faire au-dessus de la face inférieure du moignon, et la marche n'en est que médiocrement gênée. Mais dans d'autres cas, comme chez Elisabeth Wilson (22), l'opéré de M. Reynaud (25) et celle de Jobert (23), la mortification est plus considérable, la cicatrice empiète sur la face inférieure du moignon, elle est large, adhérente, douloureuse et la marche est compromise. D'autres fois, enfin, comme dans les observations 1 et 3, la mort peut survenir.

La blessure de l'artère tibiale postérieure, la perforation du lambeau pendant l'opération dépendent de l'habileté de l'opérateur. Il est un autre accident, entièrement dû au procédé opératoire, c'est la rétention du pus dans le capuchon talonnier. Chez les premiers opérés cette complication était à peu près constante et l'on y remédiait par une incision pratiquée lorsque le pus était bien collecté ; plus tard on plaça un drain préventif qui traversa le moignon d'avant en arrière et favorisa ainsi l'écoulement des liquides.

Les abcès de la jambe et les fusées purulentes sont signalés dans la plupart des observations où le procédé de Syme a été employé, mais c'est là une complication commune à toutes les amputations tibio-tarsiennes. Nous en parlerons plus tard.

De cet examen des faits nous pouvons tirer la conclusion suivante : Le lambeau plantaire talonnier de Syme est préférable au lambeau dorsal, mais il est défectueux en deux points ; d'une

part il est d'une exécution difficile et demande une grande attention de la part de l'opérateur pour ne point perforer le lambeau
ou blesser l'artère tibiale postérieure. D'autre part, il expose à
la rétention du pus.

En terminant, nous devons ajouter que les chirurgiens anglais
mettent l'opération de Syme au-dessus de celle de Roux. Dans
une récente publication, Macleod *(British médical,* août 1869)
recommande avec beaucoup d'insistance le procédé de son com-
patriote. Il conseille seulement de ne pas enlever le cartilage
articulaire tibial, à moins que l'extrémité inférieure de l'os ne
soit malade. Et encore dans ce cas il conseille de couper le cartilage avec un couteau et d'enlever la partie malade de l'os avec
la gouge. Il redoute l'application de la scie à travers l'épiphyse
du tibia. L'opinion de Macleod a une certaine autorité, car il a
employé ou vu employer tous les procédés un certain nombre
de fois. Il a fait ou vu faire 32 opérations de Syme qui ont toutes
donné de bons résultats. Il n'a *jamais* vu la gangrène du lambeau chez ces opérés.

E. *Méthode à lambeau mixte.*

Dans cette méthode le pédicule du lambeau est situé à l'extrémité d'un diamètre oblique de la circonférence de la jambe. On
pourrait donc indiquer quatre procédés, il n'en est que trois de
décrits : procédé à lambeau postéro-externe de Roux et Morel,
à lambeau antéro-interne de Jobert et à lambeau postéro-externe
de Baudens.

1er *Procédé à lambeau interne plantaire et talonnier.* — Dès
1846, M. Roux a décrit *(Annales de Thérapeut.)* et employé
(obs. 34) ce procédé. A la fin de 1847, M. Morel de Montdidier, et
en 1849, Syme ont publié chacun un procédé semblable. Les
voici tous les trois :

Procédé de J. Roux. — Du bord externe du tendon d'Achille,
ou plutôt de l'extrémité postérieure de la face externe du calcanéum part une incision qui passe au-dessous de la malléole
externe, puis sur le dos du pied à un centimètre au devant de

l'articulation tibio-tarsienne et aboutit à quelques millimètres au devant de la malléole interne.

De ce point elle descend transversalement au-dessous du pied, passant à la face interne du calcanéum et remonte obliquement jusqu'au point de départ. Cette incision ovalaire doit partout diviser les parties molles jusqu'aux os. En avant la peau et le tissu cellulaire sont disséqués jusqu'au niveau de l'articulation tibio-tarsienne, de manière à découvrir les malléoles et l'interligne articulaire.

Alors le pied, détaché de la jambe par la section successive des ligaments, est luxé en dehors et porté en avant. Cette manœuvre permet de mieux diviser, à la face postérieure du calcanéum, l'insertion du tendon d'Achille. Le bistouri, porté ensuite au-dessous de la malléole tibiale, contourne la face interne du calcanéum, en détache les parties molles et divise celles qui s'insèrent à la grande tubérosité de cet os. Le lambeau ainsi taillé et le pied séparé, les malléoles sont réséquées isolément.

Le lambeau dont le pédicule a environ dix centimètres et qui contient les vaisseaux et les nerfs, a pour principal moyen de suspension la peau et une portion du tendon d'Achille, cette portion postérieure qui se perd dans la peau du talon.

Procédé de M. Morel. — Dans ce procédé l'incision commence à un demi-centimètre en dehors du tendon d'Achille, descend obliquement vers la partie moyenne du bord externe du talon et se prolonge obliquement sous la plante du pied. Arrivée au bord interne, elle remonte à quinze millimètres en avant de la malléole interne jusqu'au tendon du jambier antérieur. Cette incision se prolonge par une autre qui fait avec elle un angle à sinus antérieur de 115 à 120 degrés et qui se termine au point de départ de la première en passant sous la malléole externe.

La différence des deux procédés porte donc sur deux points seulement : 1er M. Morel commence par l'incision plantaire ; 2e L'incision dorsale se continue avec l'autre en formant un angle ouvert en avant, tandis que dans le procédé de Roux les deux incisions se continuent sans démarcation.

2° Procédé de Syme. — Syme a donné la description de ce

second procédé dans *Monthley Journal* de 1849. (Voir *Bulletin . de Thérapeutique* de 1849.)

Une première incision commence au niveau du tendon d'Achille, se dirige obliquement jusqu'au bord externe de la face plantaire du talon, puis se continue sur la plante du pied en décrivant une courbe à convexité antérieure. Elle irait aboutir ainsi au côté interne du tendon du tibial antérieur à un pouce au devant de la malléole interne.

Une seconde incision se pratique sur le côté externe du pied et réunit les extrémités de la première en passant à un demi-pouce au-dessous de la malléole externe et décrivant une courbe à convexité inférieure.

Ce procédé ne diffère de celui de Roux que par le petit lambeau taillé à la partie antérieure. Du reste, le 2ᵉ procédé de Syme ne paraît pas avoir été adopté dans la Grande-Bretagne, car, dans ce pays, on appelle procédé de Syme celui que nous avons décrit tout d'abord.

On a proposé quelques modifications au procédé de Roux. Dans les observations 38 et 39, M. Arlaud a fait une opération qui ressemble beaucoup à la seconde de Syme.

Il y a également un petit lambeau antérieur et un grand lambeau postérieur. L'incision dorsale s'avance jusqu'à deux centimètres au-dessous de la malléole interne et elle se continue de ce point avec l'incision plantaire en formant un angle aigu.

Michaux, dans son mémoire, a proposé aussi une modification au procédé de Roux. L'incision dorsale se fait de la même façon; seulement elle passe au niveau de la malléole péronière, au lieu de passer à deux centimètres au-dessous d'elle. Elle suit à peu près l'interligne articulaire et finit au devant de la malléole interne.

Par conséquent, elle est concave au lieu d'être convexe et elle est située plus haut que dans le procédé de Roux. Enfin, l'incision plantaire est convexe au lieu de former une ligne oblique, et elle rejoint l'extrémité interne de la première en formant un angle ouvert en avant. Ce procédé a été appliqué dans l'observation 2 : l'issue de l'opération a été funeste.

Le procédé à lambeau interne plantaire et talonnier est avec

.le procédé de Sédillot et de Soupart celui qui remplit le mieux les conditions d'une bonne amputation tibio-tarsienne.

Nous avons déjà dit qu'il avait. les avantages du procédé de Syme sans en avoir les inconvénients. Dans l'un et l'autre cas, la peau du talon coiffe l'extrémité inférieure des os de la jambe et supporte la pression et les chocs extérieurs. Dans les deux cas également la cicatrice est en dehors du point d'appui. Mais dans l'amputation de J. Roux, la dissection du lambeau plantaire, tout en présentant certaines difficultés, expose beaucoup moins à la blessure de l'artère tibiale postérieure et par suite à la mortification de la partie antérieure du lambeau. Enfin, après l'opération, lorsque le membre repose sur sa face postéro-externe, le lambeau s'applique de lui-même sur les os et le pus s'écoule facilement par l'angle postérieur de la plaie.

Cependant Macleod, qui a eu occasion d'employer ou voir employer onze fois ce procédé, lui adresse deux reproches que nous ne croyons pas mérités. Il dit d'abord que les vaisseaux et les nerfs passant en diagonale sous l'extrémité inférieure du tibia, sont exposés à être comprimés. Nous ne saisissons pas bien la différence qui existe sous ce rapport entre les deux procédés de Syme et de Roux. Nous verrons même que dans ce dernier on peut prévenir cet inconvénient en apportant une légère modification à l'opération. La seconde objection est la suivante : pour peu que la gangrène ait détruit le lambeau de Roux, il devient insuffisant pour recouvrir les os. Mais l'ampleur du lambeau de Roux ne le cède pas à celle du lambeau de Syme, et même si cela était, l'objection serait encore sans valeur, car on ne doit pas agir en prévision de la gangrène, mais plutôt chercher à la prévenir. Le procédé à lambeau interne plantaire et talonnier a été employé dans 22 de nos observations.

La comparaison de ces observations, faite avec celle de Syme, reste tout à l'avantage des premières. Dans onze cas, le résultat a été très-bon, les accidents de la cicatrisation se sont bornés à des abcès dont le chirurgien a eu facilement raison. Dans trois cas seulement la gangrène du lambeau a été signalée. Chez Eenens, opéré par Michaux (obs. 2), le lambeau entier s'est gangréné, mais l'amputation avait été faite dans de très-mauvaises conditions, alors que la phthisie pulmonaire était déjà avancée.

Le malade est mort d'hémorrhagie six jours après l'opération. Le sujet de l'observation 6 a eu une gangrène limitée au bord de la plaie et sans conséquence grave. Mais c'était une amputation traumatique, et la gangrène peut, jusqu'à un certain point, être rattachée à cette cause, comme nous avons essayé de le démontrer dans un autre mémoire à propos de l'amputation sus-malléolaire.

M. J. Roux, lors de sa première opération (obs. 34), a vu le 1/3 antérieur de son lambeau atteint de gangrène ; il pense que l'artère tibiale postérieure avait été lésée et alors ce n'est pas le procédé opératoire, mais bien le couteau du chirurgien qui est passible de l'accident.

La rétention du pus dans le moignon n'est signalée que dans l'observation de Robert. (Obs. 41.)

Une petite complication fort peu grave, mais presque constante après l'amputation de Roux, c'est la formation de petits abcès autour du moignon. Rarement ils sont le point de départ d'accidents sérieux.

En résumé, l'opération de J. Roux l'emporte sur celle de Syme par les deux avantages suivants :

1er Elle est moins souvent suivie de gangrène du lambeau.

2e La forme du lambeau expose moins à la rétention du pus dans la plaie.

2° *Procédé à lambeau postéro-externe de Baudens.* — Dans un cas (obs. 47), Baudens fut obligé de prendre son lambeau à la partie externe du talon. Il employa le procédé suivant :

Une première incision partant de la saillie postérieure du cinquième métatarsien est conduite transversalement sous la plante du pied jusqu'au bord interne correspondant. Une deuxième incision commence sur le bord interne du pied, à l'extrémité la plus reculée du calcanéum, suit la ligne de démarcation des faces plantaire et dorsale et aboutit à l'extrémité interne de la première incision.

Une troisième, à peu près demi-circulaire, traverse la face dorsale du pied de la saillie du cinquième métatarsien, passant à deux travers de doigt de l'articulation tibio-tarsienne, à deux centimètres au-dessous de la malléole interne et aboutissant à l'extrémité postérieure de la deuxième incision.

Dans un 2ᵉ temps on dissèque le lambeau. Dans un 3ᵉ on désarticule le pied et on scie les malléoles. Dans le cas de Baudens il y eut une mortification du lambeau dans une étendue de deux centimètres, mais il a été encore suffisant pour recouvrir les os. La cicatrisation avait lieu au bout de 30 jours.

M. Valette a fait une opération semblable (obs. 5), et le résultat en a été satisfaisant.

Ce procédé est surtout vicieux en ce qu'il coupe les faisceaux vasculo-nerveux qui animent la plante du pied. On peut donc le considérer comme un procédé de nécessité. Les résultats de Baudens et de M. Valette sont assez encourageants pour qu'un chirurgien soit autorisé à l'employer dans les cas où les procédés à lambeau interne et postérieur sont impossibles.

3° *Procédé à lambeau antéro-interne et antéro-externe.* — En 1847, Jobert eut l'idée de tailler un lambeau large demi-circulaire, formé avec la peau prise sur la partie latérale interne du dos du pied.

La *Gazette des Hôpitaux*, qui donne ce renseignement, n'indique pas le résultat obtenu.

Pareil lambeau pourrait être taillé sur la partie latérale externe du dos du pied.

Après cet examen, aussi complet que possible, des modes opératoires employés pour faire l'amputation tibio-tarsienne, il ne nous reste plus qu'à donner les conclusions qui nous ont paru découler des faits.

Il est du reste assez facile de les prévoir : tous les procédés à cicatrices excentriques sont rationnels, mais ils n'ont pas tous la même valeur, et, lorsqu'on a le choix, on doit mettre en première ligne le procédé de Roux ; en seconde ligne celui de Syme. Les deux procédés de Baudens et ceux de Jobert ne doivent être regardés que comme des procédés de nécessité.

Les procédés de Sédillot et de Soupart devront prendre place probablement à côté de celui de J. Roux ; mais les faits manquent pour pouvoir les juger définitivement.

VI.

MÉTHODE A LAMBEAU OSTÉOPLASTIQUE OU AMPUTATION DE PIROGOFF.

Cette amputation a été très-peu pratiquée en France. Toutes les observations que nous connaissons viennent d'Angleterre, d'Allemagne, de Russie et d'Amérique.

C'est d'après ces documents étrangers que nous tracerons l'histoire de cette opération.

En 1852, Pirogoff, ayant eu à déplorer cinq insuccès consécutifs après l'amputation de Syme, fut conduit à pratiquer l'amputation à lambeau ostéoplastique. Il laissa la partie postérieure du calcanéum dans le lambeau talonnier, afin de supprimer cet arrière-fond où s'accumule le pus et aussi pour simplifier le manuel opératoire assez délicat au moment où se fait la décorticationdu calcanéum.

M. Sédillot publia, en 1855, la traduction du mémoire de Pirogoff qu'il fit suivre d'une observation de Michaëlis. Il ajoutait lui-même de fort bons conseils touchant le procédé opératoire.

M. Kestner, dans sa thèse de 1857, exposa très-bien l'état de la science sur ce sujet.

M. Weber de Bonn publia, en 1863, un mémoire où il recommande cette opération.

Enfin, M. Hancock (Leçons faites au Collège royal des chirurgiens d'Angleterre) en a parlé longuement dans son étude sur l'anatomie et la chirurgie du pied humain.

Voici le procédé opératoire primitif tel que l'avait formulé Pirogoff dans son mémoire :

« L'incision commence immédiatement en avant de la malléole externe, descend verticalement sous la plante du pied et remonte verticalement jusque vers la malléole interne où elle se termine à quelques lignes au devant de cette saillie. De cette manière toutes les parties molles sont coupées jusqu'au calcanéum ; une seconde incision semi-lunaire, convexe en avant, qui passe à quelques lignes au devant de l'articulation tibio-tarsienne, unit les extrémités de la première. On ouvre ensuite l'articulation en avant en coupant les ligaments latéraux, puis on applique une scie à amputation à lame étroite derrière la tête de l'astragale, perpendiculairement sur le calcanéum, à la réunion de son tiers postérieur avec son tiers moyen. On scie cet os, en restant avec l'instrument dans la direction de la première incision. On dissèque un peu le lambeau antérieur en le détachant des malléoles. On enlève celles-ci par un trait de scie. On met ensuite en contact la section du calcanéum avec la surface articulaire du tibia. Si celle-ci est malade, on l'enlève par un trait de scie. On pourrait, avant la désarticulation, couper le calcanéum de bas en haut. »

Différentes modifications ont été proposées et adoptées.

Déjà M. Sédillot, pour la section des parties molles, conseillait de porter le couteau plus en avant sous la plante du pied, afin d'avoir un lambeau plus grand.

L'incision interne devait aussi commencer plus haut pour que le pied fût désarticulé plus facilement et que le lambeau ne fût pas bridé. Le précepte le plus important qu'il donnait était de réséquer toujours le cartilage tibial, afin d'avoir deux surfaces osseuses à affronter, condition plus avantageuse que lorsqu'on met en contact l'os avec le cartilage.

Enfin, au lieu de couper le calcanéum verticalement, il proposait de le couper obliquement en bas et en avant.

Pélikan a proposé et Heyfelder a exécuté l'amputation de Pirogoff sans ouvrir l'article, en sciant l'épiphyse du tibia immédiatement au-dessus de la surface articulaire.

Nous avons été étonné, en lisant la *Lancette anglaise* de 1859, de voir M. Watson de Glasgow proposer un procédé dont il s'attribue la priorité et qui n'est autre que celui de Heyfelder et Pélikan un peu modifié dans l'exécution. Après avoir fait l'incision des parties molles, M. Watson coupe le calcanéum de bas en haut, puis sans désarticuler, scie les os de la jambe immédiatement au-dessus de la surface articulaire.

Quelques opérateurs ont été frappés de la difficulté qu'on éprouve à rapprocher complétement le lambeau, et, pour lutter contre le tiraillement qui en résulte, ils ont employé deux sortes de moyens. Les uns modifient la section osseuse, soit qu'ils enlèvent une lamelle plus épaisse de l'épiphyse du tibia (Brander, obs. 9, etc.), soit qu'ils fassent la section du calcanéum oblique en bas et en avant (Roser, 8 ; Weber, 11, 14, et Schuh, 13). Les autres cherchent à remédier à la tension du lambeau par la section du tendon d'Achille. Cette section se fait généralement avec le ténotome, en dehors de la plaie d'amputation, de sorte que les deux foyers ne communiquent pas.

La section oblique en bas et en avant du calcanéum, combinée avec la section en sens opposé du tibia, nous paraît beaucoup plus simple que la ténotomie, tout en remplissant le but que l'on se propose. C'est donc cet ordre de moyens que nous conseillons.

Il nous reste encore à parler de deux modifications apportées au procédé de Pirogoff. En 1860, Lowe faisait une amputation de Pirogoff chez un enfant de 12 ans ; trouvant le calcanéum carié, il fit l'évidement de cet os et laissa à peine une coque osseuse sous le périoste. Le lambeau s'ulcéra et une amputation secondaire devint nécessaire.

La modification de Syzmanowski est bien plus importante. Voici en quoi elle consiste :

Une première incision verticale et profonde commence en arrière de la malléole externe sur le bord du tendon d'Achille, se dirige obliquement en dedans et en avant sous la plante du pied, puis sur son bord interne. Elle s'arrête au devant du bord antérieur de la malléole interne. Une seconde incision horizontale, passant par la malléole externe et l'articulation tibio-tarsienne, réunit les extrémités de la première qui dépasse un peu en dedans et en dehors. On dissèque un petit lambeau externe, puis les tendons extenseurs et l'artère tibiale antérieure sont coupés. Un manche de scalpel est introduit entre la masse malléolaire d'une part, et, d'autre part, le tendon d'Achille, l'artère tibiale postérieure, les fléchisseurs et le jambier postérieur. Les malléoles et le plateau tibial sont ensuite réséqués d'avant en arrière. On termine par la section du calcanéum faite immédiatement au-dessous de l'astragale et dans la direction de l'incision cutanée plantaire. Ce procédé, comme on le voit, n'est autre que le procédé à lambeau postéro-interne appliqué à l'amputation de Pirogoff. *(Gazette médicale de Russie, 1859.)*

Cette modification nous semble assez heureuse, car la position du lambeau laisse au pus un écoulement plus facile.

En résumé, le procédé opératoire qui nous paraît le meilleur est le procédé primitif de Pirogoff, modifié par Sédillot, c'est-à-dire avec incision oblique en bas et en avant du calcanéum, et ablation de tout le cartilage articulaire du tibia. Si le rapprochement du lambeau était difficile, il faudrait enlever un coin du tibia à base postérieure plutôt que de faire la section du tendon d'Achille. Le procédé de Pélikan, Heyfelder et Watson est plus rapide, mais moins sûr que le précédent. Enfin, le procédé de Syzmanowski nous paraît reposer sur un principe excellent, mais les détails manquent encore pour qu'on puisse en donner une appréciation définitive.

Après avoir donné le manuel opératoire de l'amputation de Pirogoff, nous devons en rechercher le résultat immédiat et définitif et le comparer à l'amputation de Syme.

Weber, dans son mémoire, a employé la statistique pour démontrer que la durée de la cicatrisation, après l'amputation de Pirogoff, était moindre qu'après celle de Syme. D'après lui, la moyenne du temps nécessaire à la guérison serait, dans le premier cas, de 43. 6 jours ; dans le deuxième, elle serait de 52 jours. Mais, dans toutes les questions de ce genre, la statistique doit être employée avec beaucoup de prudence.

Il est surtout un principe trop oublié de ceux qui ont fait usage de cette méthode : c'est que la comparaison doit toujours porter sur des termes semblables. Or Weber réunit, pour faire sa statistique, des cas simples et des cas compliqués, c'est-à-dire la cicatrisation immédiate avec la suppuration dépendant d'une ostéite du moignon, ce qui doit donner un résultat erroné.

Si nous consultons nos observations, nous trouvons 22 opérés chez qui la cicatrisation s'est faite naturellement, sans accident. 5 ont guéri par première intention. 6 ont mis six semaines et les autres deux à trois mois pour se cicatriser. Le temps moyen nécessaire à la cicatrisation a été dans ces 22 observations de 50 jours. Dans mon mémoire à la Société de chirurgie, je suis arrivé à une moyenne de six semaines pour l'opération de Syme. D'où il suit que ces deux amputations ne diffèrent pas sensiblement sous le rapport de la durée de la cicatrisation.

Les complications que nous avons vues survenir après l'amputation de Syme sont plus rares certainement après celle de Pirogoff. Dans celle-ci, les abcès du bas de la jambe sont moins souvent signalés et la gangrène du lambeau ne s'est rencontrée que rarement. Nous l'avons notée dans les deux cas mortels que nous avons rapportés (obs. 1 et 2); elle a été observée également, mais sans gravité, chez l'amputé de Budd (obs. 17). Hancock ne l'a trouvée qu'une seule fois sur les 58 faits qu'il a rassemblés. C'est donc un avantage réel de l'amputation de Pirogoff que d'exposer peu à la gangrène du lambeau.

A propos des suites de cette opération, nous dirons quelques mots de l'immobilisation du lambeau ostéo-plastique.

Il ne suffit pas que le lambeau soit ramené sur l'extrémité inférieure du tibia, il faut l'y maintenir. Cette immobilisation est souvent difficile. Ainsi, dans l'observation de M. Rigaud (obs. 2), il est dit qu'on eut « beaucoup de peine à soutenir le lambeau par un pansement convenable. » Ici, plus encore qu'après l'amputation sus-malléolaire et la tibio-tarsienne, la plus exacte contention est nécessaire, car il n'y a pas seulement la question de retard apporté à la cicatrisation, mais encore il faut enlever toute possibilité d'une pseudarthrose ultérieure, résultat fâcheux, comme nous le verrons (obs. 29).

Les moyens employés pour la contention du lambeau sont multiples. Le plus souvent on se borne à appliquer des sutures superficielles comprenant la peau. Mais il nous paraît excellent d'y ajouter l'attelle postérieure de M. Laugier ou la planchette de M. Watson. Ce dernier chirurgien attribue encore à son mode de pansement la propriété de prévenir les abcès des gaînes tendineuses à cause de l'immobilisation des muscles et des tendons.

M. Béranger-Féraud a proposé récemment un autre moyen très-sûr de coaptation du lambeau, c'est la suture osseuse. Après la section des parties molles et des os, deux trous sont percés dans le tibia et le calcanéum à l'aide d'un forêt, deux fils métalliques sont passés et ensuite tordus. Les parties molles sont suturées comme à l'ordinaire et les fils métalliques de la suture osseuse sont coupés au ras des téguments. Ce mode de coaptation n'a pas encore été appliqué, mais il nous paraît être d'un emploi avantageux, surtout en campagne, où les amputés sont souvent transportés à de grandes distances après leur opération.

Lorsque la guérison se produit, l'amputation de Pirogoff donne généralement d'excellents résultats. Le membre n'est raccourci que de deux à cinq centimètres et la cicatrice est à la partie antéro-supérieure du moignon. Le calcanéum, fixé solidement au tibia dont il paraît être un prolongement, est bien disposé pour supporter le poids du corps. Dans ce cas la pression, s'exerçant sur le talon lui-même, est moins douloureuse que sur l'extrémité coupée des os de la jambe. Ainsi l'opéré de Roser (obs. 8), revu après trois ans, marchait fort bien. Il en est de même des deux opérés de Weber (11 et 14), mais surtout du dernier chez qui la réunion s'était faite par première intention. Comme opérations heureuses, nous citerons enfin les cas de Budd (18), de Watson (31 et 32), de Smith, Folker, Ashdown et Bryant (obs. 22, 21, 20 et 25).

Malheureusement nous avons à opposer à ces succès des cas assez nombreux dont le résultat a été médiocre ou même mauvais. Ainsi, la marche était impossible chez les amputés des observations 26, 28, 29 et 30. Une amputation consécutive a même été nécessaire chez le second de ces malades. Hancock a également 5 amputations secondaires sur les 59 cas qu'il avait rassemblés.

Les principales causes de ces insuccès sont l'absence de réunion et la réunion vicieuse du calcanéum, la carie de cet os et les fistules du moignon.

1re *Absence de réunion ou réunion vicieuse du calcanéum.* — Pour que l'opéré puisse marcher, il n'est pas nécessaire que les surfaces osseuses du calcanéum et du tibia se correspondent bien exactement dans toute leur étendue ; mais il est au moins indispensable que le grand diamètre de la portion calcanéenne conservée soit dans la direction de l'axe du tibia. Il est évident que si la cicatrisation osseuse ne se fait pas, ou bien si le calcanéum est trop retiré en arrière, le poids du corps ne pourra plus se transmettre directement à la face inférieure du moignon, et la station deviendra fatigante. L'observation 24 de Wagner de Dantzig peut être considérée comme un exemple de bonne cicatrisation. Le calcanéum et le tibia étaient si exactement réunis qu'on voyait à peine entre eux une ligne de séparation. Néanmoins le calcanéum avait encore subi un léger mouvement de glissement en arrière que l'auteur attribue à la contraction des jumeaux. La difficulté de ramener le lambeau en avant et de le maintenir dans une bonne position a donc une certaine importance, puisque même dans les cas favorables comme celui-ci, la réunion osseuse laisse à désirer. L'inconvénient n'est pas bien grave si le déplacement est faible, mais l'enclavement du bord postérieur du calcanéum, comme l'a signalé Linhart, pourrait gêner la marche. Nous avons donné un exemple de cette consolidation vicieuse (obs. 30). Le moignon douloureux, rejeté en arrière, ne permettait pas la marche.

La mobilité du calcanéum est encore plus fâcheuse. Cet accident est signalé dans l'observation 29, rapportée par Holloway. Après 14 mois, le caporal Holland, sujet de l'observation, ne pouvait se servir de son membre, et cependant les os n'étaient nullement malades; mais le moignon ballotait d'avant en arrière, de sorte que la station n'était pas possible. Hancock, en transcrivant cette observation, fait remarquer que l'amputation de Pirogoff à l'armée n'est pas toujours praticable, car on manque souvent des appareils nécessaires pour la contention du lambeau. Nous n'avons que cet exemple de pseudarthrose du calcanéum (1), mais il est frappant et mérite de fixer l'attention des chirurgiens. Peut-être la suture de M. Béranger-Féraud préviendrait-elle cette complication.

2° On a dit que la *carie du calcanéum* était fréquente après l'amputation de Pirogoff. Si l'on réfléchit aux conditions dans lesquelles elle se pratique, on sera étonné du nombre relativement petit des cas où survient la carie du calcanéum. En effet, l'amputation à lambeau ostéo-plastique a été le plus souvent pratiquée pour des affections organiques du pied, surtout la carie des os du tarse.

Trouvera-t-on étonnant que l'affection primitive continue son action sur cette portion du calcanéum, spongieuse et vasculaire comme tous les os du pied, souvent même déjà ramollie et envahie par les produits morbides? Cependant la carie du cal-

(1) Pirogoff, dans une lettre à Hancock (1866), dit qu'il en a vu deux exemples.

canéum est encore observée assez rarement. Hancock ne l'a vue
que 4 fois sur 59 cas. Elle existait aussi dans les observations 26,
27 et 28. Cette dernière est assez intéressante, car la cause première de l'amputation avait été un traumatisme. L'observation
de Ure (27) est également pleine d'intérêt. Le malade étant mort
40 jours après l'amputation, on trouva le calcanéum nécrosé. Il
est probable que la vitalité de cet os était déjà atteinte au moment de l'opération. Ce fait est instructif parce qu'il enseigne à
ne pas violer ce principe des amputations : enlever toute la
partie malade. A la vérité, cette altération même de la portion
restante du calcanéum n'a point arrêté les chirurgiens et le
succès a récompensé leur audace. Ainsi dans le cas de Weber
(obs. 14), la réunion immédiate a été obtenue malgré l'injection
morbide du calcanéum. Dans l'observation 15, Maylander trouva
un noyau d'infiltration tuberculeuse siégeant au centre du calcanéum, il n'en réunit pas moins la plaie et la cicatrisation était
faite au bout de deux mois. Le ramollissement du calcanéum a
été également signalé dans d'autres opérations où la guérison a
été néanmoins obtenue ; ce sont des faits remarquables, mais
qu'on ne doit point chercher à imiter.

Aussi nous pensons qu'il faut restreindre l'indication de l'amputation de Pirogoff aux cas traumatiques et à quelques rares
cas pathologiques. Ce que nous allons dire des fistules viendra
corroborer cette opinion.

3e Les *fistules du moignon* sont fréquentes après l'opération
de Pirogoff. Quelques-unes aboutissent aux os et sont symptô-
matiques d'une carie du calcanéum ou du tibia. D'autres ne dé-
passent pas les parties molles et viennent sans doute des gaînes
synoviales. Ce sont les plus rares et les moins graves. Quant aux
premières, elles persistent 6, 8 mois et plus après l'opération
(obs. 10, 11, 3, 4 et 6). Ces fistules sont toujours sérieuses, parce
qu'elles empêchent pendant longtemps la marche sur le moignon. Enfin, elles peuvent être l'origine de complications fà-
cheuses : le moignon tout entier peut s'enflammer et la réamputation devenir nécessaire.

CONCLUSION.

L'amputation tibio-tarsienne avec résection des malléoles seules ou du plateau tibial tout entier, demande dans son exécution beaucoup d'attention et d'habitude.

Lorsqu'on a le choix du procédé, il faut préférer celui de J. Roux, parce qu'il est plus facile à exécuter, qu'il expose moins à la gangrène du lambeau et à la rétention du pus dans le moignon.

L'amputation de Pirogoff donne un moignon bien conformé pour la marche et expose peu à la gangrène du lambeau. Pour ces deux causes l'opération de Pirogoff ne doit point être dédaignée. Son indication spéciale se rencontre dans les traumatismes qui ont détruit la partie antérieure du pied sans toucher au talon. Bien que certains faits autorisent ce procédé dans les amputations pathologiques, il ne faut cependant en user qu'avec prudence dans la carie des os du tarse.

4172 — Châlons, imprimerie Le Roy.

OBSERVATIONS

41

Iº AMPUTATIONS TIBIO-TARSIENNES.

Nº D'ORDRE.	OPÉRATEURS et CITATIONS.	DATE de l'opération.	MALADES sexe	âge.	CAUSE de L'OPÉRATION.	PROCÉDÉ OPÉRATOIRE.	RÉSULTAT IMMÉDIAT.	RÉSULTAT DÉFINITIF.
1	Texton fils, *Mém. de Sédillot,* 1848.	1847	F.	37	Carie du tarse.	Syme.	Gangrène du lambeau.	Mort de pyohémie le 9ᵉ jour.
2	Michaux, *Mém. de* 1860.	1851	H.	22	Carie du tarse.	Roux, modifié.	Gangrène du lambeau; hémorrhagie.	Mort le 6ᵉ jour.
3	Trélat, *Observ. pers.*	1869	H.	32	Ecrasemᵗ du pied.	Syme.	Gangrène du lambeau.	Mort de septicémie, le 8ᵉ jour.
4	Blandin. *Annales de thérapeutique.*	1846	H.	25	Carie du pied.	2 lambeaux sans résection des malléoles	—	Fistules persistant pendant 5 mois. Marche impossible.
5	Syme, *Annales de thérapeutique.*	1845	—	5 m.	Tumeur érectile du dos du pied.	Syme, sans résection des malléoles.	Réunion par 1ʳᵉ intention.	—
6	Roux, *Union méd.* 1851, *Mém. de* Verneuil, 1855.	1850	H.	36	Ecrasemᵗ du pied.	Roux, sans résection des malléoles.	Gangrène partielle. Abcès. Cicatrisation en 2 mois.	Marche facile pendant deux ans 1/2. Mort. Dissection du moignon Ostéite du l'extrémité des os. Hypertrophie des extrémités nerveuses.
7	Verneuil, *Soc. chirur.,* 1858 *et* 1861.	1854	F.	10	Carie du pied.	Id.	Cicatrisation en 6 sem.	Marche d'abord avec un appareil articulé, puis avec une bottine pendant 4 ans.
8	Ollier, *Observ. pers.*	1865	H.	28	Carie du pied.	Id.	Abcès, cicatrisat. en 6 m.	Marche avec une bottine pendant 2 ans. Récidive de carie.
9	Gosselin, *Mém. de* Verneuil.	1853	H.	37	Carie du pied.	Id.	Abcès, pas de cicatrisation.	Amputation secondaire après un an. Ostéite du tibia.
10	Bellingham, *Mém. de* Hancock.	—	—	—	—	Syme, avec résection des malléoles.	—	Cicatrice douloureuse. Amputat. secondaire. Hypertrophie du nerf tibial post.
11	Baudens, *Gaz. Hop.,* 1840.	1839	H.	27	Carie du pied.	Lambeau dorsal.	Cicatrisation en un mois.	Marche facile avec une bottine, 2 ans après l'opération.
12	Baudens, *Ann. de thérap.,* 1847.	1847	H.	24	Carie du pied.	Id.	Cicatrisation en un mois.	Marche avec l'appareil articulé de Mill.
13	Baudens, *Ann. de thérap.,* 1843-46.	1843	H.	—	Carie du pied.	Id.	Cicatrisation rapide.	Marche avec une bottine pendant 2 ans. Récidive de la carie. Amputat. second.
14	Sédillot, *Mémoire.*	1847	H.	27	Cancer du pied.	Id.	Phlegmon érysipélateux. Cicatrisation en 3 mois.	Bon résultat pendant 8 mois. Puis récidive du cancer.
15	Michaux, *Mém.,* 1860.	1848	H.	20	Tumeur blanche tibio-tarsienne.	Lambeau latéral interne.	Gangrène du lambeau. Phlegmon diffus. — Cicatrisat. en 4 mois.	Cicatrice adhérente, souvent excoriée. Marche assez facile pendant 11 ans.
16	Valette, *Mém. de* Verneuil.	—	H.	15	Carie du pied.	Id.	Cicatrisation lente.	Marche facile avec une bottine 7 mois après l'opération.
17	Syme, *Ann. de thérap.,* 1843-46.	1842	H.	—	Carie du pied.	Syme, avec résection des malléoles.	Gangrène partielle du lambeau. Guérison lente.	Très-bon résultat. Marche facile avec une bottine 4 ans après l'opération.
18	Syme, *Journ. chir.* 1844.	1844	H.	10	Carie du pied.	Id.	Guérison rapide.	Le malade n'a pas été revu.
19	Syme, *Journ. chir.* 1844.	1843	H.	25	Congélation.	Id.	Cicatrisat. par 1ʳᵉ intent.	Marche facile après 4 semaines. Le malade n'a pas été revu.
20	Syme, *Journ. chir.* 1844.	1843	H.	54	Luxation de l'astragale avec plaie.	Syme, intramalléolaire.	Phlegmon diffus. Guérison en 6 semaines.	Le malade n'a pas été revu.

N°* D'ORDRE.	OPÉRATEURS et CITATIONS.	DATE de l'opération.	MALADES sexe	MALADES âge.	CAUSE de L'OPÉRATION.	PROCÉDÉ OPÉRATOIRE.	RÉSULTAT IMMÉDIAT.	RÉSULTAT DÉFINITIF.
					AMPUTATIONS TIBIO-TARSIENNES (*Suite* .			
21	SYME, *Journ.chir.* 1844.	1842	H.	—	Tumeur blanche tibio-tarsienne.	Syme, intramalléo-laire.	Guérison lente.	Marche facile avec une bottine. Revu 3 ans après.
22	SYME, *Journ.chir.* 1844.	1843	F.	7	Id.	Id.	Section de la tibiale post. Gangrène du lambeau.	Résultat médiocre. La malade n'a pas été revue.
23	JOBERT, *Annales de thérapeut.* 1846.	1846	F.	23	Id.	Syme, avec résection des malléoles.	Gangrène partielle du lambeau.	Cicatrice adhérente. Marche sur le moignon. N'a pas été revue.
24	ROUX, *Gaz. Hôp.*, 1856.	1855	H.	34	Gangrène du pied.	Roux.	Abcès des gaines. Cicatrisation en 6 sem.	Moignon un peu défect. Marche avec une bottine 10 mois après l'opérat.
25	RAYNAUD, *Thèse de* Barthélemy.	1856	H.	18	Luxation et fracture de l'astragale.	Syme.	Gangrène du lambeau.	Le malade commence à marcher au bout de 8 mois. N'a pas été revu.
26	MICHAUX, *Mém.* 1860.	1849	H.	30	Tum. blanc. du pied.	Syme.	Gangr. part. du lambeau. Fusées purulentes.	Marche assez facile avec une bottine pendant 7 ans.
27	LEGOUEST, *Gaz. Hôp.*, 1855.	1854	H.	30	Coup de feu.	Intramalléolaire de Syme.	Abcès multiples. Guérison.	Le malade n'a pas été revu.
28	WEBER, *Mémoire.*	1860	F.	55	Tumeur blanche tibio-tarsienne.	Id.	Abcès.	Marche très-facile avec une bottine un an plus tard.
29	WORDSWORTH, *The Lancet*, 1857.	1854	F.	—	Ecrasem¹ du pied.	Syme, avec résection des malléoles.	Gangrène partielle du lambeau.	Bon résultat. Marche facile avec une bottine.
30	WORDSWORTH, *The Lancet*, 1857.	—	H.	—	Id.	Id.	Id.	Marche assez facile Revu un an après l'opération.
31	URE, *Lancet*, 1861.	1861	H.	4	Carie du pied.	Id.	Guérison en 15 jours.	Le malade n'a pas été revu.
32	LEGROS CLARCK, *Méd. Times*, 1861.	1860	H.	12	Id.	Id.	Gangrène part. Guérison.	N'a pas été revu.
33	LEGROS CLARCK, *Times*, 1861.	1861	F.	23	Id.	Id.	Id.	Idem.
34	ROUX, *Union méd.*, 1861	1846	H.	30	Id.	Roux.	Gangrène partielle. Abcès.	Tr.-bon résult. const. 4 ans après l'opér.
35	ROUX, *Union méd.*, 1851	1849	H.	24	Id.	Id.	Abcès.	Marche sur le moignon seulement au bout de 10 mois. Revu après 19 mois.
36	ROUX, *Clinique*, 1865.	1865	H.	35	Id.	Id.	Cicatrisation.	Marche facile avec une bottine. N'a pas été revu.
37	JOSSE, *Soc. chir.*, 1849.	1849	F.	—	—	Id.	Cicatrisat. en 3 semaines.	Très-bon moignon. N'a pas été revue.
38	ARLAUD, *Gaz. Hôp.*, 1861.	1859	H.	24	Ostéite.	Roux modifié.	Abcès. Cicat. en 2 mois.	Non revu.
39	ARLAUD, *Gaz. Hôp.*, 1861.	1859	H.	36	Carie.	Id.	Id.	Marche facile sur le moignon. Revu 2 ans plus tard.
40	PICHAUD, *Soc. chir.*, 1857.	1855	H.	50	Plaie du pied.	Roux.	Pourriture d'hôpital.	Très-bon résultat. Marche facile avec une bottine. Revu après un an.
41	ROBERT, *Ac.méd.*, 1849.	1848	F.	13	Carie.	Roux.	Cicatrisation rapide.	Bon résultat. Revue après 5 mois.

N° d'ordre.	OPÉRATEURS et CITATIONS.	DATE de l'opération.	sexe	âge	CAUSE de L'OPÉRATION.	PROCÉDÉ OPÉRATOIRE.	RÉSULTAT IMMÉDIAT.	RÉSULTAT DÉFINITIF.
					AMPUTATIONS TIBIO-TARSIENNES *(Suite).*			
42	A. Guérin, *Soc. chir.*, 1856.	1856	H.	19	Carie.	Intramalléolaire de Roux.	Cicatrisation lente.	Guérison persistant au bout d'un an. Marche avec une bottine.
43	Désormeaux, *Thèse de* Véret, 1865.	1865	H.	44	Id.	Id.	Cicatrisation en 75 jours.	Le malade n'a pas été revu.
44	Michaux, *Mém.* 1860.	1849	H.	25	Id.	Id.	Hémorrhagie. Abcès.	Très-bon résultat. Marche facile avec une bottine. Revu 9 ans plus tard.
45	Roux (Chenu), *Guerre d'Italie.*	1859	H.	26	Coup de feu.	Id.	Abcès multiples. Cicatrisation au bout de 6 m.	Marche avec une bottine. Non revu.
46	Verneuil, *Obs. per-*sonnelle.	1867	H.	29	Ecrasem¹ du pied.	Syme, avec résection des malléoles.	Cicatrisation très-lente.	Fistules persistant 22 mois. Marche assez difficile avec une bottine.
47	Baudens, *Gaz. Hóp.*, 1848.	1847	H.	37	Carie.	Lambeau latéral externe de Baudens.	Gang. part. Cicat. en 1 m.	N'a pas été revu.
48	Roux, *Mém.* Verneuil.	1852	H.	27	Id.	Roux.	Non cicat. au bout de 7 m.	Mort de méningite tuberculeuse.
49	Curling, *Mém.* Hancock	1852	H.	—	—	Syme.	Cicatrisation.	Amputation de cuisse au bout de 2 ans. Ostéophytes du périoste du calcaneum.
50	Textor, *Mém.* Sédillot.	1847	F.	37	Id.	Syme.	Cicatrisation rapide.	Récidive. Amputation de jambe. Ostéite du tibia.
51	Nélaton, *Mém.* Verneuil	1855	H.	—	Id.	Intramalléolaire de Roux.	Fistules persistantes.	Mort de phthisie pulmon. Ostéite du tibia. Compress. du nerf tibial post.
52	Lehmann, *Clinique allemande*, 1869.	1869	—	—	Nécr. du calcaneum.	Syme, avec conservat. du périoste du calcaneum.	—	Le périoste conservé a reproduit en partie le calcaneum.
53	— *Mém.* de Verneuil.	—	F.	—	—	—	—	Impossibilité de la marche. Réamputation. Compression des nerfs.
54	Richet, *Soc. chir.*, 1857.	1855	H.	31	Tumeur blanche.	Roux, avec résection des malléoles.	Non cicatrisé.	Réamputation. Néorite et ostéite.

II° AMPUTATIONS DE PIROGOFF.

N° d'ordre.	OPÉRATEURS et CITATIONS.	DATE de l'opération.	sexe	âge	CAUSE de L'OPÉRATION.	PROCÉDÉ OPÉRATOIRE.	RÉSULTAT IMMÉDIAT.	RÉSULTAT DÉFINITIF.
1	Aronssohn, *Thèse de* Kestner.	1855	H.	—	Coup de feu.	Pirogoff.	Gangrène du lambeau.	Mort le 14ᵉ jour.
2	Rigaud, *id.*	1856	H.	54	Carie.	Id.	Id.	Mort le 22ᵉ jour.
3	Pirogoff, *Mém.* Sédillot	1852	H.	13	Id.	Id.	2 trajets fistuleux 1 an ap.	Néanmoins marche facile.
4	Pirogoff, *id.*	1852	H.	15	Id.	Id.	Cicatrisation lente.	Marche facile. Revu après neuf mois.
5	Pirogoff, *id.*	1852	H.	21	Id.	Id.	Cicatrisation en 2 mois.	Fistules persistant au bout de 6 mois.
6	Michaelis, *id.*	1854	H.	27	Id.	Id.	Cicatrisation en 2 m. 1/2.	Marche difficile.
7	Zander, *Th.* Kestner.	1855	H.	13	Id.	Id.	Guérison en 2 mois.	Marche facile.
8	Roser, *id.*	1854	F.	40	Arthrite tib. tars.	Id.	Réunion immédiate.	Marche très-facile. Revue après 3 ans.

N° D'ORDRE.	OPÉRATEURS et CITATIONS.	DATE de l'opération.	MALADES. sexe	âge.	CAUSE de L'OPÉRATION.	PROCÉDÉ OPÉRATOIRE.	RÉSULTAT IMMÉDIAT.	RÉSULTAT DÉFINITIF.
					AMPUTATIONS DE PIROGOFF (Suite).			
9	Brander, *Th.* Kestner.	1855	H.	53	Carie.	Pirogoff.	Fistule persistant 2 ans.	Marche facile.
10	Brander, *id.*	1856	H.	32	Id.	Id.	Fistules 8 m. 1/2 ap. l'opér.	Non revu.
11	Weber, *id.*	1855	H.	37	Id.	Id.	Fistule persistant 5 mois.	Marche facile. Revu 18 mois plus tard.
12	Busk, *Méd. Times*, 1856.	1856	H.	19	Id.	Id.	Guérison en 2 mois.	Non revu.
13	Schuh, *Gaz. hebdom. de Vienne*, 1854.	1853	H.	23	Id.	Id.	La cicatrisation n'est pas complète apr. 6 sem.	Non revu.
14	Weber, *Mémoire.*	1860	H.	33	Id.	Id.	Cicatris. par 1re intention.	Marche très-facile. Non revu.
15	Maylander, *Clinique allemande*, 1859.	1858	F.	15	Id.	Id.	Cicatrisation en 2 mois.	Marche facile.
16	Szymanoski, *Gaz. méd. de Russie*, 1859.	1858	H.	30	Traumatisme.	Pirogoff modifié.	Guérison en 3 semaines.	Non revu.
17	Budd, *Mém.* Hancock.	1866	H.	36	Id.	Pirogoff.	Gangrène partielle.	Bon résultat.
18	Budd, *id.*	1866	H.	18	Carie.	Id.	Guérison rapide.	Très-bon résultat.
19	Marsk, *id.*	1858	F.	29	Coup de feu.	Id.	Guérison en 6 semaines.	Bon résultat.
20	Ashdown, *id.*	1860	F.	42	Ecrasem¹ du pied.	Id.	Guérison.	Non revue.
21	Folkes, *id.*	1865	H.	26	Id.	Id.	Guérison en 1 mois.	Marche facile.
22	Smith, *id.*	1863	H.	26	Arthrite.	Id.	Guérison rapide.	Bon résultat.
23	Fergusson, *The Lancet*, 1860.	1860	H.	24	Id.	Id.	Id.	Non revu.
24	Schreider.	1855	H.	34	Tumeur blanche.	Id.	Cicatrisation en 3 mois.	Marche facile pend. 7 ans. Mort. Cal très-solide uniss. le tibia au calcaneum.
25	Bryant, *Lancet.*	1860	H.	30	Id.	Id.	—	Tr.-bon résultat const. 15 m. plus tard.
26	Hoppe. *Thèse* Kestner.	1854	H.	55	Carie.	Id.	Fistules persist. ap. 3 ans.	Marche impossible.
27	Ure, *Lancet*, 1854.	1854	H.	19	Id.	Id.	—	Mort accidentelle au 41e jour. Nécrose de la portion restante du calcaneum.
28	Eve, *Mém. de* Hancock.	1863	H.	24	Coup de feu.	Id.	Fistules persistantes.	Réamput. Carie du tibia et du calcaneum.
29	*Id.*	1863	H.	—	Id.	Id.	Non cicatrisé ap. 14 mois.	Rétraction du moignon. Marche difficile.
30	Holloway, *id.*	1864	H.	—	Id.	Id.	Fistule persistante.	Id.
31	Watson, *Lancet*, 1859.	1858	H.	14	Ecrasem¹ du pied.	Id.	Cicatrisation en 1 mois.	Très-bon résultat. Le malade a été revu 6 mois plus tard.
32	Watson, *id.*	1859	H.	33	Id.	Id.	—	Marche facile constat. 5 m. ap. l'opérat.
33	Heath, *Lancet*, 1867.	1866	H.	16	Carie.	Id.	Guérison en 6 semaines.	Marche facile.
34	Paget, *Med. Times*, 1861	1860	H.	34	Id.	Id.	Id.	Bon résultat.

9 782019 222314